Vaccins contre la Covid-19

Secret professionnel médical

Le nouveau variant

Amine UMLIL

Du même auteur

Le Spectre de l'Isotèle. Éditions Les 2 Encres, mai 2013

Médicament : recadrage. Sans ton pharmacien, t'es mort ! Éditions Les 2 Encres, septembre 2013

L'esprit du football : principes fondamentaux. Éditions BoD, février 2016

Ce que devient le médicament dans le corps humain. Conséquences en matière de soins. Collection « Connaître le médicament », Tome 1. Éditions BoD, juin 2016

L'équation hospitalière. De Robert BOULIN à Marisol TOURAINE. Éditions BoD, octobre 2016

Maître et Député Gilbert COLLARD, Voici pourquoi le Front National ne peut gouverner la France. Éditions BoD, février 2017

20 000. Plaise au Président de la République Française. Collection « Connaître le médicament », Tome 2. Éditions BoD, septembre 2017

Obstacles à la pharmacovigilance : Délinquance en col blanc. Inertie des pouvoirs publics. Collection « Connaître le médicament », Tome 3. Éditions BoD, décembre 2018

Vaccins contre la Covid-19 : L'impossible consentement. Rapport « Effets indésirables des vaccins contre la Covid-19 et système de pharmacovigilance *français » ; Transmis à l'OPECST suite à l'enquête demandée par le Sénat.* Éditions BoD, avril 2022

Vaccins contre la Covid-19

Secret professionnel médical

Le nouveau variant

© 2023, Amine UMLIL

Édition :
BoD - Books on Demand, info@bod.fr

Impression : BoD - Books on Demand, In de Tarpen 42, Norderstedt (Allemagne)
Impression à la demande

ISBN : 978-2-3224-8413-3
Dépôt légal : juin 2023

Cette réflexion est élaborée et proposée sans aucun lien ni conflit d'intérêts.
(Article L.4113-13 du code de la santé publique)

Lors du colloque singulier qui unit une personne humaine à son médecin, le consentement et le secret professionnel médical constituent les deux piliers de la relation de confiance.

Selon la Chambre criminelle (crim.) de la Cour de cassation (Cass.), « *la violation du secret professionnel* » porte directement préjudice « *à l'intérêt général* » et « *à l'auteur* » des confidences :

« *Confidences qu'un particulier est dans la nécessité de faire à une personne dont l'état ou la profession, dans un intérêt général et d'ordre public, fait d'elle un confident nécessaire.* »
(Cass. crim., 13 octobre 2020, n°19-87.341)

I.

Lors du colloque singulier qui unit une personne humaine à son médecin, le *consentement* et le *secret professionnel médical* constituent les deux piliers de la relation de confiance.

Durant la gestion de la Covid-19, une maladie liée au coronavirus le Sars-CoV-2, ces deux piliers de cette relation de confiance semblent avoir été malmenés, et c'est peu dire.

Les faits concernant le consentement sont déjà traités dans l'ouvrage intitulé *« Vaccins contre la Covid-19 : L'impossible consentement »*. Dans la continuité de cette première réflexion, il y a lieu d'aborder le deuxième sujet : celui qui concerne le *secret professionnel médical*.

Contexte

II.

Pharmacien des hôpitaux, praticien hospitalier à temps plein, et juriste en droit de la santé notamment, j'exerce au centre hospitalier de Cholet depuis septembre 2002 ; depuis plus de 20 ans. Je suis nommé à titre permanent (titulaire) depuis 2005 par un arrêté du ministre de la santé et des solidarités.

Cet hôpital public français est situé dans le département de Maine-et-Loire de la région des Pays-de-la Loire.

Dans cet établissement public de santé, je suis responsable de la *pharmacovigilance*, de la *coordination des vigilances sanitaires* et du *centre territorial d'information indépendante et d'avis pharmaceutiques (CTIAP)*.

Je suis le fondateur de ces trois activités au centre hospitalier de Cholet.

En 2017, et concernant ces trois fonctions,

le directeur du centre hospitalier de Cholet, Monsieur Pierre VOLLOT, atteste :

« *A ce titre, Monsieur le Docteur UMLIL a acquis une expertise technique incontestable, renforcée par des capacités pédagogiques certaines.* »

Le CTIAP (centre territorial d'information indépendante et d'avis pharmaceutiques) dispose d'un site internet (blog) à l'adresse https://ctiapchcholet.blogspot.com.

Le projet de ce CTIAP est né en 2007. C'est une réponse notamment au constat effectué par l'inspection générale des affaires sociales (IGAS) dans son rapport de 2007 n°RM2007-136P intitulé « *L'information des médecins généralistes sur le médicament* ». Les inspecteurs de l'IGAS considèrent que cette information, destinée aux professionnels de santé et au public, émane de plusieurs sources dont l'indépendance n'est pas toujours garantie.

En 2010, le CTIAP est créé au sein du centre hospitalier de Cholet.

Mais, ce n'est qu'en 2015 que j'ai pu mettre en œuvre, de façon effective, ce projet.

Depuis 2015, des centaines d'articles sont publiés sur le blog du CTIAP. Chaque article est envoyé, en temps réel, à la direction et au personnel du centre hospitalier de Cholet.

À partir de 2017, j'ai organisé plusieurs conférences dans les locaux du centre hospitalier de Cholet. Ces rencontres sont destinées notamment au public et aux professionnels de santé. Elles portent toujours sur des sujets dits « sensibles ».

Mes travaux et services rendus sont alors unanimement reconnus à l'intérieur et à l'extérieur de l'hôpital de Cholet.

Le directeur de l'hôpital de Cholet, Monsieur Pierre VOLLOT, recommande même mes analyses au directeur général de l'agence nationale de sécurité du médicament (ANSM) et à la famille d'un patient décédé après la prise d'un médicament.

Dès la mise en œuvre des actions du CTIAP en juillet 2015, la presse (*Ouest-France*, *Courrier de l'Ouest*, *Hospimedia*, *Le Quotidien du Pharmacien*, etc.) a pu relever notamment ceci :

« *Médicament : un service d'info indépendant* » ;

« Centre hospitalier. Informations fiables sur les médicaments » ;

« Gestion des risques. Le CH [centre hospitalier] crée un centre territorial d'information indépendante et d'avis pharmaceutiques » ;

« Maine-et-Loire. Une pharmacovigilance de proximité » ;

« Lévothyrox : la réunion a fait du bien aux patients » ;

« Pharmacovigilance. Lévothyrox : la pédagogie d'un pharmacien » ;

« L'hôpital veut mieux informer sur les médicaments » ;

« Les consultations sur le médicament sont ouvertes ».

Le journal *Le Point* voit le CTIAP comme « une structure originale qui pourrait servir d'exemple ».

Depuis 2015, tout se passe donc bien.

III.

Suite à la survenue de la Covid-19, et du fait de la « *distanciation sociale* » imposée lors de la gestion de cette maladie, les travaux et notamment les conférences du CTIAP se sont poursuivis en utilisant les moyens modernes de communication disponibles : visioconférences, réseaux sociaux.

Un compte *Twitter* et une page *Facebook* du CTIAP sont donc créés avec l'accord du directeur de l'hôpital de Cholet.

Sur *Twitter*, tous les articles du CTIAP sont portés à la connaissance de toutes les autorités, en temps réel dès leur publication sur le blog : chambre régionale des comptes des Pays-de-la Loire ; président de la République ; premier ministre ; ministre des solidarités et de la santé ; ministère des solidarités et de la santé ; gouvernement ; sénat ; assemblée nationale ; office parlementaire d'évaluation des choix scientifiques et technologiques (OPECST) ; haute autorité de santé (HAS) ; agence nationale de sécurité du médicament (ANSM) ; réseau français des 31 centres régionaux de pharmacovigilance (CRPV) ; collège national des médecins généralistes enseignants (CNGE) ; ordre des pharmaciens ; ordre des médecins ; agence régionale de santé (ARS) des Pays-de-la Loire ; Monsieur Jean-Jacques COIPLET, directeur général de cette ARS ; président du conseil de surveillance du centre hospitalier de Cholet (maire de Cholet, président de l'agglomération du choletais, député honoraire) ; présidente de la région des Pays-de-la Loire ; centre hospitalier de Cholet.

Chaque article publié sur le blog du CTIAP est également envoyé, par messagerie interne de l'hôpital de Cholet, à tous les médecins et pharmaciens ; avec une copie adressée notamment aux destinataires suivants : tous les internes, secrétariat du directeur, équipe de direction, tous les cadres, tous les infirmiers, le syndicat CFDT, le syndicat SUD.

IV.

Le **6 juin 2020**, dans un article publié sur le site du CTIAP sous le titre « *Covid-19 et Hydroxychloroquine : ce qui est refusé au professeur Didier Raoult est permis à d'autres* », il est relevé :

« ***Un vaccin promu avant même sa naissance : avant la connaissance de son rapport bénéfice/risque***
En premier lieu, remarquons que le vaccin attendu, censé protéger contre cette maladie [contre la Covid-19], est déjà promu, vendu, dans les médias ; pourtant nous n'avons encore aucune donnée validée et vérifiable sur son rapport bénéfice/risque (...). »

Cet article est intégralement repris par le journal *Le Point* dès le 7 juin 2020[1].

---

[1] « *TRIBUNE. Ce qui est refusé au professeur Didier Raoult est permis à d'autres* ».

Quelques mois plus tard, le **4 septembre 2020**, la direction du centre hospitalier de Cholet invite les membres du directoire de l'hôpital à regarder mon intervention télévisée :

« *Je vous prie de bien vouloir trouver ci-après ces articles de presse ainsi qu'un lien vers l'interview suivante : « Entretien avec le docteur Amine Umlil, pharmacien des hôpitaux et responsable du CTIAP, sur la Covid-19 », journal de la Télévision Locale du Choletais du 2 septembre 2020.* »

Le **12 novembre 2020**, le CTIAP publie une nouvelle analyse. Le titre de l'article est :

« **Vaccin contre la Covid-19 : ce que la population devrait savoir** »

Après une introduction, cette réflexion aborde les thèmes suivants :

« *Rappel du contexte en sept actes* » ;

« *La Covid-19 : nouveau support de la pharmacologie « boursière »* » ;

« *Exclusion des professionnels de santé de la consultation publique lancée par la haute autorité de santé (HAS)* » ;

« *Une méthode de communication et des velléités autoritaires ne respectant pas la personne humaine* » ;

« *Notre avis : un nouveau vaccin, testé rapidement, serait nécessairement un pari biologique risqué pour l'intégrité physique des personnes et pour la vie humaine* » : A) Une méthode d'évaluation ayant raccourci la durée habituelle des essais ; B) Une courte durée des essais ne permettant pas de détecter les effets indésirables notamment imprévisibles qui sont souvent graves ; C) Un risque accentué par la nouveauté technologique ; D) En cas de survenue de ces effets indésirables graves, les personnes touchées éprouveraient quelques difficultés à établir le « lien de causalité » avec le vaccin administré ; E) Des laboratoires fabricants auraient demandé, et obtenu, l'exonération de leur responsabilité en cas de survenue d'effets indésirables graves ; F) Des responsabilités des médecins et des pharmaciens » ;

« *Du pénal* » ;

« *Conclusion* ».

Le lendemain, **13 novembre 2020**, je reçois plusieurs réactions, en particulier du président de la commission médicale d'établissement

(CME) de l'hôpital de Cholet, Monsieur le Docteur Bruno POUJOL. Ce médecin réagit publiquement à cet article « *Vaccin contre la Covid-19 : ce que la population devrait savoir* ». Il recommande cet article aux médecins, aux pharmaciens, à l'équipe de direction, aux cadres, aux infirmiers, aux syndicats exerçant au centre hospitalier de Cholet :

> « *Bonjour,*
> *Je vous recommande la lecture de l'article publié par le Docteur Amine Umlil sur le site du CTIAP, qui synthétise bien, à mon point de vue, les enjeux à venir concernant la vaccination contre la Covid-19.*
> *Cordialement,*
> *Dr Bruno Poujol* »

D'autres médecins approuvent l'avis du Docteur Bruno POUJOL. Ils répondent :

> « *Effectivement très pertinent. Merci beaucoup.* » ;

> « *Lu et relu.*
> *Merci Amine de nous faire partager ton travail et ton article fort intéressant.*
> *Il mérite d'être diffusé largement.* » ;

« *Très intéressant.*
Merci. » ;

« *Merci amine pour cette analyse fort intéressante, car on entend et on voit bcq [beaucoup] de débat médiatique et parlementaire qui ne nous rassurent pas sur l'avenir de la santé et surtout l'avenir de la liberté individuelle !* » ;

« *Etc.* ».

Le **15 décembre 2020**, un journaliste du *Courrier de l'Ouest* interroge le directeur de l'hôpital, Monsieur Pierre VOLLOT, à propos d'une **conférence** proposée par le CTIAP sur le thème **« *Vaccin contre la Covid-19 : ce que la population devrait savoir* »**. Ce journaliste écrit à la direction de l'hôpital :

« *Bonjour,*
Nous avons pris connaissance de l'organisation d'une soirée d'information du CTIAP jeudi prochain autour des questions liées à la vaccination contre le Covid-19. Sujet qui intéresse évidemment nos lecteurs.
Dans le doute, faute de communication officielle de l'hôpital, peut-on savoir si la direction de l'établissement cautionne sa tenue ?
Par avance, merci de votre retour,

Pour la rédaction du Courrier de l'Ouest,
(...). »

Le jour même, le directeur de l'hôpital répond à ce journaliste :

« Monsieur,

La vaccination est un enjeu majeur pour limiter, voire supprimer l'impact de la Covid-19. Le Centre Hospitalier de CHOLET souhaite la réussite des opérations de vaccination qui seront menées dès que les autorisations sanitaires indépendantes en France et en Europe auront validé ces vaccins.

La réussite de ces opérations suppose l'adhésion et la confiance de la population, qui passe par une information claire et transparente sur le sujet.

C'est pourquoi l'initiative du CTIAP est la bienvenue.

Le Centre Hospitalier se préparera au mois de janvier à vacciner les résidents et les professionnels de ses deux EHPAD [établissements d'hébergement de personnes âgées dépendantes] selon les recommandations et les modalités d'organisation en cours de définition au niveau national.

Cordialement,
Pierre VOLLOT
Directeur du Centre Hospitalier de Cholet »

Le **13 janvier 2021**, le Docteur Bruno POUJOL m'adresse un nouveau courriel en informant, en copie, les médecins, les pharmaciens et l'équipe de direction. Il confirme son appréciation à l'égard des articles publiés sur le site du CTIAP :

« *Sur ton investissement professionnel, à travers le CTIAP, à nous délivrer une information indépendante sur les médicaments, j'ai pu te témoigner directement de la qualité de ton travail, qui est appréciée par les collègues qui consultent ton site.* »

Le **15 mars 2021**, le *Courrier de l'Ouest* me sollicite pour un entretien. Puis, il publie un article intitulé « *Vaccin : les réserves du Dr Umlil* ». Dans un sous-titre, il indique : « *A rebours du discours sanitaire, le Dr Amine Umlil, pharmacologue de l'hôpital de Cholet, reste réservé sur les conditions de vaccination actuelles contre le Covid-19* ». En réalité, l'article traite du projet de « *l'obligation* » vaccinale contre la Covid-19. Cet article mentionne que la direction de l'hôpital a refusé de me contredire :

« *Sollicitée pour réagir aux propos du Dr Amine Umlil, et faire témoigner un soignant acceptant de se faire vacciner, la direction de l'hôpital n'a pas souhaité donner suite à nos demandes.* »

Cet investissement, constaté par notamment le Docteur Bruno POUJOL, est interrompu lors de ma suspension de mes fonctions dans le cadre de l'obligation vaccinale contre la Covid-19.

V.

Le **5 août 2021**, une loi instaure l'obligation vaccinale contre la Covid-19 pour notamment les professionnels de santé.

La direction de l'hôpital de Cholet soutient, auprès du personnel, que cette obligation vaccinale a été validée par le conseil constitutionnel. Une telle affirmation est inexacte.

Quelques jours plus tard, le **13 août 2021**, cette direction transmet au personnel un bulletin d'information dans lequel elle constate que *« la personne vaccinée peut être infectée et peut transmettre le virus »*. Le jour même, elle adresse à ce personnel une note de service pour l'informer de l'obligation vaccinale et des *« sanctions du non-respect de l'obligation vaccinale »*.

Le **14 septembre 2021**, le directeur du centre hospitalier de Cholet, Monsieur Pierre

VOLLOT, m'écrit :

« *Docteur,*
A ce jour, vous n'avez pas remis au service de santé au travail de justificatif permettant d'établir si vous répondez ou non à l'obligation vaccinale contre la Covid-19.
Or, à compter du 15 septembre 2021, la poursuite de l'exercice de votre activité sera soumise à obligation vaccinale, conformément aux dispositions des articles 12 à 19 de la loi n°2021-1040 du 5 août 2021 relative à la gestion de la crise sanitaire. »

Ces justificatifs doivent donc être transmis uniquement au médecin du travail du centre hospitalier de Cholet ; et à aucune autre personne.

Dans sa lettre, le directeur précise la nature de ce justificatif qui peut être l'un des quatre documents suivants :

« *Soit un certificat de statut vaccinal complet,*
Soit un certificat de statut vaccinal incomplet accompagné d'un test virologique de moins de 72 h,
Soit un certificat de rétablissement en cours de validité,

Soit un certificat de contre-indication à la vaccination. »

Le directeur poursuit en m'informant de la suspension à venir :

*« à défaut d'avoir justifié remplir votre obligation vaccinale, je vous informe également **qu'à compter du 15 septembre 2021, vous serez automatiquement interdit d'exercer votre activité**, par application à l'article 14, II de la loi n°2021-1040 du 5 août 2021 relative à la gestion de la crise sanitaire. »*

Le directeur me précise également ceci :

« J'insiste sur le fait qu'une telle décision de suspension (en application de la loi n°2021-1040 du 5 août 2021) n'est pas une mesure disciplinaire mais une mesure prise dans l'intérêt du service pour des raisons d'ordre public afin de protéger la santé des personnes. »

Cette suspension <u>n'étant pas une mesure disciplinaire</u>, le fait de ne pas produire le justificatif demandé <u>n'est donc pas une faute</u>.

Pourtant, comme indiqué précédemment, la direction de l'hôpital qualifiait cette mesure de *« sanctions du non-respect de l'obligation vaccinale »* dans sa note de service du 13 août 2021.

Le **27 octobre 2021**, *« vu l'avis de la médecine du travail en date du 27 octobre 2021, relatif à la situation vaccinale de Monsieur le Docteur Amine UMLIL et indiquant que celui-ci a pu répondre à son obligation vaccinale à compter du 27 octobre 2021 »*, le directeur *« décide de mettre fin à la suspension des fonctions de Monsieur le Docteur Amine UMLIL à compter du mercredi 27 octobre 2021 »*.

Je reprends donc mes activités et poursuis mon *« investissement professionnel à travers le CTIAP »* constaté par notamment le Docteur Bruno POUJOL.

VI.

Pas plus tard que le **25 mars 2022**, le Docteur Bruno POUJOL m'écrit en associant en copie les destinataires suivants : les médecins, les pharmaciens, les sage-femmes, l'équipe de direction, les cadres, les infirmiers, les représentants des internes, les syndicats CFDT et SUD, l'agence régionale de santé (ARS) des Pays-de-la Loire. Il soutient que les « *avis* » du CTIAP sont « *indépendants, sincères et authentiques* ».

VII.

Ce même mois de **mars 2022**, je reçois une invitation de la part de l'office parlementaire d'évaluation des choix scientifiques et technologiques (OPECST).

L'OPECST est un organe parlementaire bicaméral : il est composé de députés et de sénateurs.

L'OPECST est créé par la loi n°83-609 du 8 juillet 1983.

Je suis invité à éclairer les parlementaires dans le cadre d'une enquête portant sur les *« Effets indésirables des vaccins contre la Covid-19 et système de pharmacovigilance français ».*

Cette enquête est diligentée à la demande de la commission des affaires sociales du sénat, suite à une pétition citoyenne.

Je suis auditionné une première fois à huis

clos le 8 avril 2022.

La veille de cette audition, je transmets un rapport circonstancié aux parlementaires (92 pages).

Puis, à la demande d'élus et de citoyens notamment, ce rapport est publié le 22 avril 2022 dans un ouvrage intitulé **« Vaccins contre la Covid-19 : L'impossible consentement »**.

Quelques semaines plus tard, je suis à nouveau sollicité par l'OPECST pour une deuxième audition, cette fois publique et contradictoire. Je fais partie des trois contradicteurs sélectionnés parmi plusieurs personnes préalablement auditionnées à huis clos.

Cette audition publique a lieu le 24 mai 2022. Elle est diffusée en direct du sénat.

Ce 24 mai 2022, la partie adverse est constituée par les représentants des autorités sanitaires et politiques dont le ministère de la santé.

Mon intervention est disponible sur le site internet de l'OPECST-Assemblée nationale et OPECST-Sénat.

Le 9 juin 2022, l'OPECST publie son rapport d'étape et un compte-rendu. Dans ces documents, cet organe parlementaire constate notamment un manque de *« transparence »*, de *« vérité »* et de *« probité »* dans *« la communication institutionnelle »* des *« autorités sanitaires et politiques »* dont le ministre de la santé, Monsieur Olivier VÉRAN.

L'OPECST relève aussi un abandon des personnes vaccinées qui souffrent d'effets indésirables.

L'OPECST observe que la construction de l'essai clinique – mené chez l'Homme –, qui a précédé l'octroi de l'autorisation de mise sur le marché (AMM) *« conditionnelle »* au vaccin, ne permet pas d'apporter la preuve d'une efficacité sur la prévention des formes *« graves »* de la Covid-19 ou sur la *« transmission virale »* du Sars-CoV-2.

L'OPECST constate que *« des critiques ont été émises, estimant que la communication était disproportionnée en faveur de la vaccination, ne mettant pas les citoyens en situation de prendre une décision libre et éclairée »*.

L'OPECST relève les affirmations de son président, Monsieur Cédric VILLANI (mathématicien et député) : « *Durant les cinq ans pendant lesquels j'ai siégé à l'OPECST, il s'agit – de très loin – du sujet sur lequel j'ai été le plus interpellé (...) cette étude s'est déroulée dans un contexte de grande tension* ».

Le président de l'OPECST affirme : « *(...) même les experts et les praticiens ont été déboussolés à plusieurs reprises. Les « DGS-Urgent »* [Notes signées par la task force vaccination et par la direction générale de la santé (DGS)], *dont j'ai lu avec stupéfaction le contenu, sont des éléments dont j'ai l'impression, si j'étais médecin, qu'ils me plongeraient plus dans la perplexité que dans la confiance (...) le fait de jeter le blâme dans le discours sur les quelques pourcents non vaccinés plutôt que de reconnaître, comme l'a fait le Pr.* [professeur] *Delfraissy, que l'on s'est trompé et que les vaccins sont moins efficaces que prévu sur la transmission du virus, a également un effet négatif* ».

L'OPECST observe : « *La communication des autorités pour inciter à la vaccination s'est heurtée à deux objectifs qu'il est malaisé de bien articuler : d'une part, promouvoir la vaccination, d'autre part, informer de façon complète sur les effets indésirables existant et les incertitudes* ». Or, en réalité, le premier objectif précède nécessairement le second : ledit malaise est dû au fait que les autorités étaient parfaitement informées du peu, voire de l'absence, de données concernant ces produits.

L'OPECST va même jusqu'à constater que le « *coût* » de la transparence en matière d'adhésion à la vaccination pourrait nuire à la réputation des vaccins contre la Covid-19. Il illustre cela par cette phrase qui concerne l'un de ces vaccins : « *la réputation du vaccin a été définitivement entachée, ce qui a conduit à ce qu'il soit sous-utilisé* ».

Cette réputation du vaccin semble donc en balance avec la sauvegarde de la dignité de la personne humaine. Une telle sauvegarde repose sur la protection du consentement libre et éclairé des personnes. Et, la validité de ce consentement dépend du respect des caractères de l'information dispensée aux personnes.

L'OPECST valide donc mes analyses proposées concernant la politique vaccinale mise en place lors de la gestion de la Covid-19.

L'OPECST n'a relevé aucun fait inexact, aucune erreur de raisonnement dans mon rapport ou lors de mes deux auditions.

Mais, moins de deux mois après la publication du constat de l'OPECST, soit le 20 juillet 2022, une procédure disciplinaire est engagée à mon encontre par la directrice générale du centre national de gestion (CNG), Madame Eve PARIER.

Le CNG est un établissement public administratif placé sous l'autorité du ministre de la santé.

Ce ministère de la santé était l'un des membres de la partie adverse lors des auditions menées par l'OPECST. Sa communication a été sévèrement épinglée par les parlementaires.

Le 12 janvier 2023, j'assiste, seul (sans le ministère d'un avocat), au conseil de discipline qui a lieu à huis clos dans les locaux parisiens du CNG.

Le 27 janvier 2023, la directrice générale par intérim du CNG, Madame Christel PIERRAT, décide de m'infliger la plus lourde des sanctions : la « *révocation* ».

Le samedi 4 février 2023, je reçois la lettre me notifiant cette révocation à effet immédiat, sans préavis.

Ce n'est qu'après ce conseil de discipline et cette révocation que j'ai pu consulter mon dossier disciplinaire.

Il y a lieu de préciser que cette <u>révocation n'est pas définitive</u>. En effet, un recours en annulation a été introduit auprès du tribunal administratif.

Des données médicales secrètes entre les mains des « *membres du club* »

VIII.

Après ma révocation sans préavis de mon poste de pharmacien des hôpitaux, praticien hospitalier au centre hospitalier de Cholet, je commence à consulter les pièces du dossier disciplinaire établi par le centre national de gestion (CNG) – ministère de la santé –.

Je découvre alors un e-mail du Docteur Bruno POUJOL qui, publiquement et à plusieurs reprises, n'a cessé de me couvrir d'éloges comme le montrent ses nombreuses écritures.

IX.

Mardi, 21 décembre 2021, 15 : 07

Le docteur Bruno POUJOL adresse un e-mail à la présidence de l'ordre national des pharmaciens, à la présidente du conseil national de l'ordre des pharmaciens (Madame le docteur Carine WOLF-THAL) et au président du conseil central de la section H de l'ordre des pharmaciens (Monsieur le docteur Patrick RAMBOURG).

Ce courriel est le suivant :

« **Objet :** CH [centre hospitalier] Cholet message du Président de la CME [commission médicale d'établissement]

Madame la présidente, Monsieur le Président de la section Hôpital,

J'ai longuement hésité avant de prendre la plume, pensant qu'avec le temps le Conseil National de l'Ordre des pharmaciens allait enfin se saisir du dossier de votre confrère, **Monsieur le Dr Amine Umlil**. Mais force est de constater que votre inaction me questionne.

Aucun pharmacien n'ignore les opinions de Monsieur Umlil, exprimées sur son blog [blog du CTIAP] et sur les réseaux sociaux, dont la teneur est largement reprise par la mouvance anti vaccin. Particulièrement intelligent il se « contente », entre autres, d'émettre des doutes sur la fiabilité des vaccins, la régularité des AMM [autorisation de mise sur le marché], la pharmacovigilance mise en place et ses conclusions, etc. Il se retranche derrière l'appartenance à notre établissement du CTIAP, l'unité fonctionnelle créée sur mesure il y a de nombreuses années, pour donner un crédit officiel à ses propos.

Il n'exerce pas au sein de la pharmacie à usage intérieur, n'a aucune responsabilité au service de nos patients et il s'est malheureusement totalement isolé de ses collègues pharmaciens et médecins. Il continue à ternir l'image de notre établissement et de votre profession.

A ce jour, <u>il n'est bien sûr pas vacciné</u>, mais il a été réintégré après avoir été brièvement suspendu, car il nous a produit un passe sanitaire de rétablissement du covid valable 6 mois.

Nous avons bien sur [sûr] saisi notre ARS [agence régionale de santé] et le CNG [centre national de gestion]. Nous seuls ne pouvons malheureusement rien faire, car Monsieur le Dr Amine Umlil, n'exerçant pas votre art, ne risque pas de porter préjudice à un de nos patients du centre hospitalier. Et par ailleurs nul ne pourra mettre en évidence, au point de vue juridique, les liens de causalité entre son action et le décès d'un patient non vacciné qu'il aurait contribué à convaincre.

Je sais que votre profession est pleinement engagée dans la lutte contre cette épidémie, je vous demande quel est l'engagement de l'ordre que vous représentez dans la lutte contre le seul représentant de votre profession qui donne une caution « de pharmacien » au mouvement anti vaccin contre la Covid 19.

Dans l'attente de vos réponses, respectueusement,

*Docteur Bruno POUJOL
Président de la CME*

Ci-dessous une petite revue du Web ! »

Cette dénonciation, pour le moins injustifiée, auprès d'une autorité investie du pouvoir de sanction révèle un nouveau visage du Docteur Bruno POUJOL.

Il y a lieu de rappeler qu'avant et après cette dénonciation du 21 décembre 2021, le Docteur Bruno POUJOL a, publiquement et à de multiples reprises, fait l'éloge de mon « *investissement professionnel à travers le CTIAP* ». Pas plus tard que le 25 mars 2022, il continue de soutenir que les « *avis* » du CTIAP sont « *indépendants, sincères et authentiques* ».

Mais, par derrière, le Docteur Bruno POUJOL révèle donc un autre visage.

Il va même jusqu'à affirmer que la pharmacovigilance, la coordination des vigilances sanitaires et l'information indépendante des professionnels de santé et du public sur les médicaments – dont les vaccins contre la Covid-19 – ne constituent *« aucune responsabilité au service de nos patients ».*

Et alors que je suis régulièrement inscrit au tableau de l'ordre des pharmaciens, il soutient auprès des pharmaciens représentants de cette institution que *« Monsieur le Dr Amine Umlil, n'exerçant pas votre art ».*

Discrètement, le Docteur Bruno POUJOL soutient aussi : *« Il [Docteur Amine UMLIL] n'exerce pas au sein de la pharmacie à usage intérieur (...) et il s'est malheureusement totalement isolé de ses collègues pharmaciens et médecins ».*

Pourtant, c'est ce même Docteur Bruno POUJOL qui attestait, auprès de la juridiction pénale d'Angers, du harcèlement moral et de la discrimination dont je suis la cible depuis plusieurs années :

« Monsieur UMLIL est actuellement en difficultés pour exercer de façon sereine dans notre établissement. Il me semble que la majeure partie de ces difficultés, après plusieurs années d'observation, soit en rapport avec une discrimination liée à ses origines marocaines. » ;

« Monsieur le Docteur Amine UMLIL travaille en dehors de la pharmacie de l'établissement qu'il a quittée physiquement et fonctionnellement depuis plusieurs années, en raison d'un conflit au travail relatif à une situation de harcèlement moral et de discrimination comme j'avais pu l'attester dans mon courrier du 6 octobre 2008. ».

Auprès des médecins et pharmaciens de l'hôpital de Cholet, ce Docteur Bruno POUJOL écrivait :

« En ce qui concerne (...) notre collègue Amine UMLIL (...) je tiens à lui réaffirmer publiquement la confiance que je lui accorde dans l'exercice de ses fonctions actuelles de responsable de la pharmacovigilance, de coordonnateur des vigilances sanitaires et de responsable du CTIAP (centre territorial d'information et d'avis pharmaceutique) structure originale au service des professionnels de santé de notre territoire. Il accomplit ses fonctions avec la rigueur et l'honnêteté que nous lui connaissons. Nous avons travaillé ensemble avec la direction afin que toute facilité lui soit accordée dans les échanges d'information, et il est effectivement regrettable que quelques dossiers soient encore en souffrance mais je ne doute pas que tout rentrera dans l'ordre *prochainement. A ce sujet nous sommes confrontés tous les jours à des situations cliniques de iatrogénie médicamenteuse et j'estime que nous omettons trop souvent de les lui déclarer (...).*

A propos de son éviction du service de la pharmacie (...) nul n'ignore qu'il s'agit pour le moins d'un cas de souffrance au travail à propos duquel il nous reproche de ne pas avoir été assez attentifs : dont acte. Et on ne peut lui reprocher de ne pas nous avoir tenu au courant. Je souhaite que toutes ses démarches pourront conduire à la réhabilitation du soldat Amine !».

Mais, il y a lieu de revenir au sujet qui concerne le secret professionnel médical.

X.

Au mois de **mars** 2023, je découvre donc ce courriel du **21 décembre 2021** du Docteur Bruno POUJOL.

Un écrit qui révèle des données médicales qui sont, par nature, secrètes :

« A ce jour, <u>il n'est bien sûr pas vacciné</u>, mais il a été réintégré après avoir été brièvement suspendu, car il nous a produit un passe sanitaire de rétablissement du covid valable 6 mois. »

Mais, ce n'est pas tout.

XI.

Jeudi 3 février 2022, 10 : 35

Le Docteur Bruno POUJOL transfère son courriel du 21 décembre 2021 (adressé à l'ordre des pharmaciens) au directeur de l'hôpital de Cholet, Monsieur Pierre VOLLOT.

Le jour même, à 14 : 25, le secrétariat de ce directeur transfère les deux courriels du Docteur Bruno POUJOL (du 3 février 2022 et du 21 décembre 2021) à des destinataires non identifiables sur l'e-mail.

Mais, une pièce du dossier disciplinaire établi par le CNG (centre national de gestion) permet de révéler l'un de ces destinataires. C'est la « *pièce n°64* ».

Ce destinataire a imprimé cette « *pièce n°64* » qui regroupe l'ensemble des trois courriels (du Docteur Bruno POUJOL et de la direction de l'hôpital en date du 21 décembre

2021 et du 3 février 2022). Il s'agit de Madame Sukanthiny SIVAKUMAR. Elle exerce au centre national de gestion (CNG) comme « *gestionnaire experte des procédures disciplinaires au sein du département de gestion des praticiens hospitaliers* ».

Cette « *pièce n°64* », qui révèle des données médicales secrètes, est donc versée dans le dossier disciplinaire établi par le CNG. Elle divulgue :

« *A ce jour, <u>il n'est bien sûr pas vacciné</u>, mais il a été réintégré après avoir été brièvement suspendu, car il nous a produit un passe sanitaire de rétablissement du covid valable 6 mois.* »

L'ensemble des membres du conseil de discipline ont donc accès à ces données médicales, pourtant secrètes par nature.

Les membres de ce conseil de discipline et les personnes ayant assisté à ce conseil sont les suivants (18 personnes) :

— Monsieur Florian ROUSSEL, maître des requêtes au Conseil d'État, président du conseil de discipline ;

− Monsieur le docteur Damien BRUEL, représentant de la directrice générale de l'offre de soins ;

− Monsieur Hamid SIAHMED, représentant l'inspection générale des affaires sociales (IGAS) ;

− Madame le docteur Monique TITTON, médecin inspecteur de santé publique à l'agence régionale de santé (ARS) d'Occitanie ;

− Monsieur le docteur Karim LACHGAR, représentant de la directrice générale du CNG ;

− Madame Catherine LATGER, représentant la fédération hospitalière de France (FHF) ;

− Monsieur le docteur Eric BRANGER, pharmacien, membre du syndicat APH-Jeunes Médecins, centre hospitalier de Ploërmel ;

− Madame le docteur Pascale JANIAN, pharmacienne, membre du syndicat INPH-SYNPREFH, centre hospitalier de Troyes ;

− Monsieur le docteur Frédéric BURDE, pharmacien, membre du syndicat INPH-SYNPREFH, centre hospitalier de Prémontré ;

- Madame le docteur Mireille JOUANNET, pharmacienne, membre du syndicat INPH-SYNPREFH, centre hospitalier universitaire de Clermont-Ferrand ;

- Madame le docteur Delphine BOURIN, pharmacienne, membre du syndicat INPH-SYNPREFH, centre hospitalier universitaire de Nîmes ;

- Madame le docteur Florence COMPAGNON, pharmacienne, membre du syndicat CMH, centre hospitalier de Seclin ;

- Madame le Docteur Marie-Dominique FURET, pharmacien inspecteur de santé publique ;

- Madame Elsa LIVONNET, cheffe du département de gestion des praticiens hospitaliers au CNG ;

- Madame Fanny LECOEUVRE, adjointe à la cheffe du département de gestion des praticiens hospitaliers au CNG ;

- Madame Sukanthiny SIVAKUMAR, gestionnaire experte des procédures disciplinaires au sein du département de gestion des praticiens hospitaliers au CNG ;

— Madame Inès SBOUL, gestionnaire experte des procédures disciplinaires au sein du département de gestion des praticiens hospitaliers au CNG ;

— Madame Mélissa CALCOEN, gestionnaire experte des procédures disciplinaires au sein du département de gestion des praticiens hospitaliers au CNG.

Lesdites données médicales correspondant au statut vaccinal contre la Covid-19 n'ont rien à faire dans un dossier disciplinaire dans la mesure où d'une part le directeur de l'hôpital, lui-même, affirme avec insistance que le fait de ne pas être vacciné contre la Covid-19 ne constitue pas une faute disciplinaire ; et d'autre part le professionnel avait déjà rempli ses obligations et avait été réintégré.

Mais, ce n'est pas fini.

XII.

Je découvre de nouveaux écrits et échanges concernant mon statut vaccinal contre la Covid-19.

Mardi 19 octobre 2021, 16 : 33

Le directeur du centre hospitalier de Cholet, Monsieur Pierre VOLLOT, adresse un e-mail à l'ordre des pharmaciens (et peut-être à d'autres destinataires) :

« Bonjour,
Je vous prie de trouver ci-joint un courrier adressé ce jour à Madame La Présidente du Conseil de L'Ordre des pharmaciens, relatif à la suspension d'un pharmacien hospitalier.
Cordialement,
Pierre VOLLOT
Directeur du Centre Hospitalier de Cholet »

Ce courrier date du 18 octobre 2021. Son contenu est le suivant :

« Madame La Présidente,
Conformément à la loi, je vous signale que Monsieur Le Docteur Amine UMLIL, pharmacien, praticien hospitalier employé au Centre hospitalier de Cholet, est suspendu depuis le 15 septembre 2021, n'ayant pas transmis les justificatifs relatifs à son statut vaccinal COVID-19.

Je vous prie d'agréer, Madame La Présidente, l'expression de mes salutations distinguées.
Le Directeur
Pierre VOLLOT »

Le lendemain, mercredi 20 octobre 2021, 08 : 40

Madame Emilie ALLARD, exerçant au conseil central de la section H de l'ordre national des pharmaciens, répond par retour de courriel à la direction de l'hôpital de Cholet. Lors de cette réponse, je découvre une liste de destinataires figurant en copie de cet e-mail. Ce dernier indique :

« Bonjour,
Nous prenons bien en compte cette information et vous en remercions.
Cordialement,
Emilie ALLARD »

Et en copie de cette réponse figurent les personnes suivantes :

– La direction générale de l'agence régionale de santé (ARS) des Pays-de-la Loire, le directeur général étant Monsieur Jean-Jacques COIPLET ;

– Madame Laurence BROWAEYS, directrice de l'appui à la transformation du système de santé et de l'accompagnement, ARS des Pays-de-la Loire ;

– Monsieur Stéphane GUERRAUD, directeur des soins, conseiller pédagogique régional, ARS des Pays-de-la Loire ;

– Madame Elsa LIVONNET, cheffe du département de gestion des praticiens hospitaliers au CNG ;

– Madame Patricia FERREIRA, gestionnaire des praticiens hospitaliers, CNG.

Le jour même, **mercredi 20 octobre 2021 à 09 : 13**, Madame Elsa LIVONNET transfère ces échanges à Madame Marie-Josée RICHEROL, gestionnaire des praticiens hospitaliers, CNG ; et à Madame Fanny LECOEUVRE, adjointe à la cheffe du département de gestion des praticiens hospitaliers au CNG.

Madame Marie-Josée RICHEROL imprime l'ensemble de ces échanges. Il s'agit de la **« CNG – Pièce 5 »** versée, par le CNG, auprès du tribunal administratif de Nantes.

XIII.

J'ai découvert ces échanges d'**octobre 2021** **« *CNG – Pièce 5* »** suite à l'audience qui a eu lieu au tribunal administratif de Nantes le **4 janvier 2023**.

J'étais contraint de saisir, en urgence, ce tribunal car la directrice générale du CNG (centre national de gestion) ne voulait pas me transmettre mon dossier disciplinaire.

Dès que le CNG reçoit l'avis d'audience délivré par ce tribunal, la directrice générale par intérim accepte finalement de m'adresser mon dossier fin décembre 2022, soit quelques jours avant la réunion du conseil de discipline.

Dans le cadre de cette audience en référé suspension, le CNG a transmis au tribunal ces deux pièces qui matérialisent ces échanges concernant ces données médicales secrètes : les **pièces *« n°64 »* et *« CNG – Pièce 5 »***.

Le CNG considère donc ces pièces comme des éléments à charge. Il estime que j'ai commis une faute disciplinaire. Il révèle ainsi ces données médicales secrètes auprès de la juridiction administrative.

Mon prétendu statut vaccinal contre la Covid-19 est également publié par voie de presse.

XIV.

Le groupe de presse *Courrier de l'Ouest* et *Ouest-France* prend l'habitude de me qualifier, à tort, de pharmacien « *antivax* ». Il sera suivi par le journal *Le Parisien*.

Le **28 avril 2022**, le journal *Ouest-France* ose même publier ceci :

« *Amine Umlil, pharmacien au centre hospitalier de Cholet (Maine-et-Loire), suspendu pour ne pas avoir voulu se faire vacciner (…).* »

Alors que je n'ai jamais révélé mon statut vaccinal ; excepté auprès du médecin du travail de l'hôpital de Cholet : Madame le Docteur Christelle ROUSSEAU.

Je n'avais pas manqué de rappeler à ce médecin du travail son obligation tenant au secret professionnel médical. Le Docteur Christelle ROUSSEAU avait bien admis le bien-fondé de ce rappel. Elle m'avait assuré que seule l'information « *le praticien répond à l'obligation vaccinale contre la Covid-19, ou non* » sera transmise à la direction administrative de l'hôpital ; sans préciser le type de justificatif fourni parmi les quatre documents possibles mentionnés précédemment.

D'ailleurs, par un e-mail en date du 6 juillet 2021, ce **médecin du travail de l'hôpital de Cholet**, le Docteur Christelle ROUSSEAU, rappelle à tous les médecins, pharmaciens, directeurs et cadres ceci :

« De toute façon, il m'est déontologiquement interdit d'enfreindre le secret médical et divulguer des données personnelles. »

La direction ne doit pas savoir s'il s'agit d'un « *certificat de statut vaccinal complet* », d'un « *certificat de statut vaccinal incomplet accompagné d'un test virologique de moins de 72 h* », d'un « *certificat de rétablissement en cours de validité* », ou d'un « *certificat de contre-indication à la vaccination* ».

Elle doit juste savoir si le praticien a fourni, ou non, l'un de ces quatre justificatifs demandés ; sans pouvoir accéder à la nature de ce justificatif.

XV.

Avant la découverte de ces pratiques qui ont conduit à la diffusion de mon prétendu statut vaccinal contre la Covid-19, d'autres faits avaient retenu mon attention.

Lundi 20 septembre 2021, 10 : 22

Ce lundi 20 septembre 2021, et alors que je suis suspendu de mes fonctions dans le cadre de cette obligation vaccinale contre la Covid-19, le Docteur Bruno POUJOL adresse un e-mail aux personnes suivantes : tous les médecins, pharmaciens, sage-femmes et internes qui exercent au centre hospitalier de Cholet. Il adresse une copie de son message au centre régional de pharmacovigilance (CRPV) d'Angers, au secrétariat du directeur de l'hôpital de Cholet (Monsieur Pierre VOLLOT), et à la direction Gestion des risques de l'hôpital de Cholet.

Ce message du Docteur Bruno POUJOL indique :

« *Monsieur le Directeur m'informe de la suspension de Monsieur le Docteur Amine UMLIL à compter du 15 septembre 2021.* »

Parmi toutes les personnes suspendues au centre hospitalier de Cholet, je suis le seul à faire l'objet d'une telle information diffusée publiquement avec la révélation de mes nom et prénom.

Le **8 novembre 2021**, après la fin de ma suspension le 27 octobre 2021, j'adresse quelques lignes au Docteur Bruno POUJOL en réponse à son e-mail :

« *Monsieur le Docteur Bruno POUJOL,*
Président de la commission médicale d'établissement (CME),

Dans votre message (ci-dessous), vous auriez pu vous limiter à informer de mon « absence ».
Et vous ne semblez pas pressé d'informer de la fin de cette absence.
Je ne suis pas surpris.

Bien cordialement »

Le Docteur Bruno POUJOL n'a adressé aucun message pour informer de mon retour.

Dès le **22 juillet 2021**, soit avant la loi du 5 août 2021 qui a instauré l'obligation vaccinale contre la Covid-19, le journal *Courrier de l'Ouest* publie un article intitulé **« Cholet. Le centre hospitalier vise 90% de vaccinés d'ici fin juillet »**. Cet article indique :

« Ce jeudi 22 juillet, le centre hospitalier de Cholet a rouvert son centre de vaccination, uniquement dédié à son personnel. Il vise 100% de vaccinés d'ici la fin du mois d'août, sachant que 75% l'étaient déjà à la fin du mois de juin. »

Cet article de presse ajoute :

« (...) **« L'obligation vaccinale est parfois contestée, ce que je comprends »**, *précise Pierre VOLLOT.* **« Mais j'insiste sur le fait qu'on accueille des personnes vulnérables, et qu'on ne doit pas faire circuler la maladie. »** *Mais à part l'opposition du syndicat Sud, minoritaire, le directeur affirme ne pas détecter de tensions.*
(...) Le directeur a peu d'inquiétude. Il vise même les 100% fin août. »

« Il vise 100% de vaccinés » !

On dirait que l'on parle de bétail.

Un tel objectif suppose que cette direction

administrative prévoit l'absence de toute contre-indication médicale éventuelle chez telle ou telle personne travaillant à l'hôpital de Cholet ; et que le recueil du consentement libre et éclairé des personnes serait acquis d'avance.

Une telle ambition, visant à atteindre « *100% de vaccinés* » et affichée par voie de presse, pourrait, si elle se réalise, mettre sur la place publique le statut vaccinal de chaque personne travaillant au centre hospitalier de Cholet. En effet, le simple fait de travailler dans cet hôpital deviendrait une information sur le statut vaccinal.

Et il n'est pas inutile de rappeler que, dès le 13 août 2021, cette même direction a admis que le vaccin n'empêche pas la transmission virale.

Le **14 septembre 2021**, soit le jour où le directeur de l'hôpital de Cholet m'adressait sa lettre pour me notifier ma suspension, le *Courrier de l'Ouest* publie un autre article sous le titre « **Covid-19. Plus de 99% du personnel de l'hôpital de Cholet vacciné.** »

Cet article soutient : « *L'obligation vaccinale (...) n'a pas provoqué une hémorragie du personnel à l'hôpital de Cholet (...)*
A Cholet, elle ne viendra pas perturber le

fonctionnement de l'hôpital selon Éric Moreau, directeur adjoint de l'établissement de santé. »

À la question du journaliste « **Quel est le taux de vaccination du personnel de l'hôpital, tous les services confondus ?** », la réponse est :

« **Éric Moreau** : On est à plus de 99%. Cela représente 17 salariés sur 2 300 salariés (médecins et internes compris). »

Lesdits « *17 salariés sur 2 300 salariés* » représentent plutôt 0,74%, et non pas « *99%* » comme indiqué dans cet article.

En réalité, ces « *17 salariés* » seraient ceux qui n'ont pas fourni de justificatifs et sont donc suspendus.

Le journaliste poursuit son interrogatoire : « **Cela concerne-t-il plus particulièrement une catégorie de personnel ?** ». Selon ce journal, la réponse est :

« *La moitié sont des infirmiers. L'autre moitié se répartit de façon homogène entre les agents de services, l'administration, les aides-soignants...* ».

Or, en réalité, il y avait au moins un

médecin et un pharmacien qui ont été suspendus.

Pour quelle raison alors cet article de presse ne mentionne-t-il pas ces deux praticiens, l'un médecin et l'autre pharmacien, parmi la liste des personnes suspendues ?

Le secret professionnel médical est pourtant protégé par la loi (au sens large) et par les juges.

XVI.

Dès le 8 juillet 2021, l'un des syndicats du personnel du centre hospitalier (CH) de Cholet m'écrit :

« *Bonjour,*
Nous voulons vous informer que le syndicat (...) du CH de Cholet a déposé un recours à la CNIL [commission nationale de l'informatique et des libertés] concernant la vaccination du personnel.
En effet, pourquoi est-ce un directeur administratif qui est en possession de toutes les identités des vaccinés COVID de l'hôpital ?
Cordialement,
(...). »

XVII.

La première des questions est la suivante : comment le Docteur Bruno POUJOL a-t-il pu accéder à mon prétendu statut vaccinal contenu dans mon dossier médical, secret par nature ?

A-t-il pu accéder à ces informations par le médecin du travail, le Docteur Christelle ROUSSEAU ? Par le directeur de l'hôpital, Monsieur Pierre VOLLOT ? Par une autre personne ? De façon frauduleuse ?

N'étant pas mon médecin, mais un simple collègue de travail, le Docteur Bruno POUJOL n'aurait jamais dû accéder à mon dossier médical.

Quelle que soit la réponse à la question posée, le Docteur Bruno POUJOL a pu recueillir ces informations médicales secrètes en raison de sa position professionnelle au centre hospitalier de Cholet.

En effet, le Docteur Bruno POUJOL est médecin, praticien hospitalier, au centre hospitalier de Cholet. Il exerce au sein du service appelé « *département d'information médicale* » (DIM). Ce service a accès à toute l'activité médicale de l'hôpital. Son rôle est de convertir cette activité médicale en argent (en euros) pour permettre à l'hôpital de recevoir ses financements dans le cadre de la tarification à l'activité. Il ne s'occupe donc que de chiffres. Il ne voit aucun patient dans le cadre de cette activité du DIM.

Initialement, le Docteur Bruno POUJOL est urgentiste. Il a même été chef de service des urgences pendant plusieurs années.

Le Docteur Bruno POUJOL est devenu également président de la commission médicale d'établissement (CME)[2] de l'hôpital de Cholet ; après le traitement, pour le moins spécial et inattendu, qui a été réservé à son prédécesseur, Madame le Docteur Mirela GOYET, en pleine gestion de la Covid-19. Le sort, qui a été réservé à cette présidente de la CME, est révélé le 18 décembre 2020 par le *Courrier de l'Ouest* dans un article intitulé :

---

[2] Article L.6144-1 et L.6144-2 du code de la santé publique.

« Cholet. Internée d'office, la médecin accuse l'hôpital d'avoir voulu la faire taire. »

Étant président de la CME, le Docteur Bruno POUJOL devient aussi, et automatiquement, vice-président du directoire[3] de l'hôpital de Cholet.

Le Docteur Bruno POUJOL a-t-il pu accéder à mon dossier médical en usant, en abusant, de sa position au sein de l'hôpital ?

Dans tous les cas, en plus du fait qu'il n'aurait jamais dû être en possession de ces informations médicales secrètes et à caractère personnel, il était aussi tenu au secret professionnel médical absolu.

---

[3] Article L.6143-7-5 du code de la santé publique.

Discussion

XVIII.

Au total, plusieurs personnes ont donc pu accéder à mon prétendu statut vaccinal contre la Covid-19 qui fait partie intégrante de mon dossier médical. Ce dernier est pourtant secret par nature.

Aux termes des dispositions de notamment plusieurs articles du code de la santé publique[4] et du code général de la fonction publique[5], toutes les personnes, susmentionnées dans le cas me concernant, sont tenues au respect du secret professionnel : les personnes qui travaillent à l'hôpital, à l'ordre des pharmaciens, au centre national de gestion (CNG), aux agences régionales de santé (ARS), ainsi que celles qui siègent au conseil de discipline du CNG. Elles doivent veiller au respect de ce secret professionnel notamment médical.

---

[4] Articles L.1110-4, R.4127-4, R.4127-95, R.4127-104, R.4235-5, R.6152-317 du code de la santé publique.
[5] Article L.121-6 de l'ordonnance n°2021-1574 du 24 novembre 2021 portant partie législative du code général de la fonction publique.

Par exemple, l'article R.4127-4 du code de la santé publique dispose :

« *Le secret professionnel institué dans l'intérêt des patients s'impose à tout médecin dans les conditions établies par la loi. Le secret couvre tout ce qui est venu à la connaissance du médecin dans l'exercice de sa profession, c'est-à-dire non seulement ce qui lui a été confié, mais aussi ce qu'il a vu, entendu ou compris.* »

Cette révélation de mon prétendu statut vaccinal est d'autant plus grave que ma suspension, dans le cadre de cette obligation vaccinale contre la Covid-19, n'est pas considérée comme une mesure disciplinaire selon l'affirmation du directeur de l'hôpital lui-même ; et que, par conséquent, le fait de ne pas produire l'un des quatre justificatifs demandés n'est pas une faute.

Mes données médicales n'avaient donc rien à faire dans un dossier disciplinaire ou dans un mémoire versé auprès d'une juridiction telle que le tribunal administratif.

Cette divulgation, ces dénonciations et leur versement dans une procédure disciplinaire ayant conduit à ma révocation sans délai sont d'autant plus graves et injustifiés qu'ils surviennent alors même que j'avais régularisé ma situation comme en atteste la décision du directeur de l'hôpital.

Il ne m'appartient pas de qualifier juridiquement ces faits qui concernent mon prétendu statut vaccinal. Ce statut vaccinal relève de mon dossier médical dont le contenu est secret par nature.

Il revient aux magistrats de qualifier les faits.

Mais, je saisis cette occasion pour proposer une réflexion ; et pour alerter en rappelant quelques informations utiles, non exhaustives, qui concernent la protection absolue du secret professionnel notamment médical.

Cette protection est garantie par la loi, et notamment par le code pénal français. Elle est également assurée par l'application de cette loi par les juges.

XIX.

Il y a donc lieu de proposer une réflexion d'ordre général. Cette analyse livre des informations utiles concernant la protection d'un secret professionnel absolu : le secret médical.

Le code pénal réprime, sanctionne, la « *violation du secret professionnel* »[6].

Ce code réprime également le « *recel de violation du secret professionnel* », et le recel « *lorsqu'il est commis en utilisant les facilités que procure l'exercice d'une activité professionnelle* » ou « *en bande organisée* »[7].

Le code pénal sanctionne aussi « *l'atteinte à l'intimité de la vie privée* »[8]. De même, cette atteinte est prohibée par la convention européenne de sauvegarde des droits de l'Homme et des libertés fondamentales

---

[6] Article 226-13 du code pénal.
[7] Articles 321-1 et 321-2 du code pénal.
[8] Article 226-1 du code pénal.

(CESDHLF)[9] et par le code civil[10].

En outre, le code pénal réprime la « *dénonciation calomnieuse* »[11].

Selon la jurisprudence, c'est-à-dire les décisions rendues par les tribunaux, « *l'obligation au secret professionnel, établie par l'article 226-13 du Code pénal, pour assurer la confiance nécessaire à l'exercice de certaines professions ou de certaines fonctions, s'impose aux médecins, hormis les cas où la loi en dispose autrement, comme un devoir de leur état ; que sous cette seule réserve, elle <u>est générale est absolue</u>* »[12].

Le secret professionnel médical fait donc partie des secrets qui sont protégés de façon absolue.

Selon les juges, l'infraction est consommée dès « *la révélation d'une information à caractère secret par une personne qui en est dépositaire soit par état ou par profession, soit en raison d'une fonction ou d'une mission temporaire* ».

---

[9] Article 8 de la CESDHLF (convention européenne de sauvegarde des droits de l'Homme et des libertés fondamentales).
[10] Article 9 du code civil.
[11] Article 226-10 du code pénal.
[12] Cass. crim. 8 avr. 1998, n°97-83656, Bull. crim., n°218.

Ce terme de « *révélation* » est entendu par les juges dans une acception assez large. Cette révélation peut être orale[13] ou consignée par écrit.

Ce délit est instantané ; il est consommé dès la première révélation[14].

Cette infraction est constituée dès que cette révélation est faite à un tiers.

Récemment, la chambre criminelle de la Cour de cassation et le Conseil d'État ont rappelé que les informations couvertes par le secret médical **ne peuvent être échangées qu'entre médecins participant à la même prise en charge médicale**, et qu'à défaut d'appartenance à une même équipe de soins, **le consentement préalable de la personne** (dont les informations sont protégées) est requis[15].

Même si l'article L.1110-4 du code de la santé publique parle d'une « *prise en charge* » par un médecin, ces obligations pèsent également sur un assureur qui transmet des

---

[13] Cour d'appel (CA) Paris, 15 mai 2001, Juris-Data, n°148683.
[14] Cass. crim. 30 avr. 1968, Bull. crim., n°135.
[15] Cass. crim. 16 mars 2021, n°20-80.125 ; CE, 4ᵉ et 1ʳᵉ chambres réunies, 15 novembre 2022, n°441387.

documents couverts par le secret professionnel médical[16].

Peu importe le nombre et la qualité des personnes auxquelles le secret est dévoilé. Le délit est constitué lorsque la violation du secret bénéficie à une personne unique[17].

Le mobile importe peu aussi. Les juges retiennent l'intention frauduleuse lorsque l'auteur de l'acte incriminé a conscience qu'il révèle le secret dont il a connaissance, quel que soit le mobile qui a pu le déterminer[18].

Pour caractériser cette infraction, l'intention de nuire n'est pas un élément requis[19].

Dans une affaire célèbre, dite affaire *Watelet*, un patient décède. Des rumeurs imputent ce décès à une « *maladie honteuse* ». Le médecin de ce patient décide alors de lever ces doutes concernant ce décès. Ce médecin, qui révèle le secret professionnel médical pour défendre son patient, est condamné[20].

---
[16] Cass. civ. 2ᵉ, 5 juill. 2018, n°17-20.244, publié au Bulletin ; Cass. crim. 16 mars 2021, n°20-80.125 ; CE, 4ᵉ et 1ʳᵉ chambres réunies, 15 novembre 2022, n°441387.
[17] Cass. crim. 16 mai 2000, Bull. crim., n°192.
[18] Cass. crim. 7 mars 1989, n°87-90500, Bull. crim., n°109.
[19] CA Paris, 25 nov 1996, Juris-Data, n°023550.
[20] Crim. 19 déc. 1885, DP 1886, I, 347.

La noblesse du mobile est donc indifférente.

Dans une autre affaire, un employeur exerce son contrôle des arrêts de maladie. Dans le cadre de ce contrôle, un médecin communique au directeur des informations médicales. La plainte, avec constitution de partie civile, d'un syndicat pour violation du secret professionnel par ce médecin, est jugée recevable[21].

De même, un contrat d'assurance est annulé sur le fondement de renseignements obtenus du médecin traitant en violation du secret professionnel. Les juges cassent alors cette décision qui a annulé ce contrat étant donné que cette décision est basée sur la révélation de données couvertes par le secret professionnel médical[22].

En outre, une obligation particulière de vigilance et de garde pèse sur certaines personnes dépositaires de l'autorité publique ou chargées d'une mission de service public. Le code pénal sanctionne alors le professionnel, non seulement lorsqu'il a lui-même violé son obligation de garde mais également lorsqu'il n'a

---

[21] Cass. crim. 27 mai 1999, n°98-82.978, Bull. crim., n°109.
[22] Cass. 1re civ., 12 janv. 1999, n°96-20.580, Bull. civ. I. n°18.

pas pris toutes les précautions nécessaires pour en assurer la garde[23].

« Le secret médical n'est pas le secret des membres du club »[24].

C'est ainsi qu'un médecin urgentiste a été condamné pour violation du secret professionnel. Car ce médecin a révélé à sa fille les circonstances de la mort d'une personne qui s'est suicidée. Étant par ailleurs médecin hospitalier, la violation du secret est considérée comme une faute personnelle et non une faute de service[25].

Par ailleurs, le code pénal[26] réprime également le recel et le recel *« lorsqu'il est commis en utilisant les facilités que procure l'exercice d'une activité professionnelle »* ou *« en bande organisée »*.

Le recel est une infraction de conséquence. Elle nécessite une condition préalable : la commission antérieure d'une infraction

---

[23] Article 432-16 du code pénal.
[24] Secret médical et assurances : point de secret partagé entre médecin-conseil et expert judiciaire ; Dalloz, 31 mars 2023.
[25] CA Dijon, 1re ch., 18 nov 1999, Bull. inf. C. cass. n°522, 2000, n°1181.
[26] Articles 321-1 et 321-2 du code pénal.

d'origine. Le recel est sanctionné car il prolonge les effets d'une infraction antérieure.

Par exemple, une personne qui garde un objet volé peut être poursuivie pour recel de vol.

L'acte de recel peut être réalisé de différentes façon : dissimuler, détenir, transmettre, faire office d'intermédiaire ou profiter par tout moyen.

Le recel se commet par la simple détention de la chose ayant une origine délictuelle.

L'auteur du recel doit savoir que la chose ou le produit proviennent d'un délit.

Dès lors qu'une violation de secret professionnel médical est caractérisée, il est possible d'envisager l'infraction qui prolonge les effets de cette première infraction : il s'agit du recel de violation du secret professionnel qui est aussi une infraction réprimée par le code pénal[27].

Pour retenir cette infraction de recel de violation du secret professionnel médical, il n'est pas nécessaire d'identifier l'auteur de la violation

---

[27] Cass. crim. 6 mars 2012, n°11-80.801.

du secret. Il suffit juste de démontrer que cet auteur fait partie des dépositaires de ce secret[28].

Le recel de violation du secret professionnel est réprimé[29] ; tout comme le recel de secret de fabrique[30], ou le recel d'une contrefaçon d'un logiciel[31], ou le recel d'une apologie du terrorisme[32].

Selon les juges, un policier qui fournit une fiche d'antécédents à un détective privé est coupable de violation du secret professionnel. Le détective et l'avocat, qui a utilisé la pièce au cours d'une procédure de divorce, sont coupables de recel[33].

Les juges condamnent aussi un policier qui profite de ses fonctions pour se faire délivrer, par le service des archives, une fiche d'antécédents qu'il communique à un tiers[34].

La Chambre criminelle de la Cour de cassation est d'ailleurs sévère avec les

---

[28] Cass. crim. 9 juin 2015, n°14-80.713.
[29] Cass. crim. 4 déc. 2007, n°05-87.384 ; Crim. 24 mai 2005, n°03-86.460.
[30] Crim. 7 nov. 1974, Bull. crim., n°323.
[31] Crim. 2 oct. 2012, n°11-84.107.
[32] Crim. 7 janv. 2020, n°19-80.136.
[33] CA Paris, 27 sept. 1994, Juris-Data, n°022720.
[34] Cass. crim. 26 oct. 1985, Bull. crim. n°328.

professionnels. Elle considère qu'un professionnel ne peut prétendre douter, en sa qualité d'antiquaire, de l'origine frauduleuse d'ouvrages de grande valeur, dès lors que celui qui les lui proposait n'avait aucune raison professionnelle de détenir des objets aussi rares[35].

« *Aussi rares* » que les informations d'un dossier médical, par nature secret.

Les personnes physiques et morales, qui relèvent notamment du domaine de la santé, ne peuvent donc ignorer l'origine délictuelle des informations médicales secrètes révélées et portées à leur connaissance de façon illégale.

En pareilles circonstances, ces personnes sont tenues d'alerter le ministère public (procureur de la République)[36] et d'engager des poursuites à l'encontre de l'auteur de la révélation.

---

[35] Crim. 5 mai 1993, Dr pénal 1993, comm. 256.
[36] Article 40 du code de procédure pénale.

XX.

Des juges semblent commencer à s'intéresser à la violation du secret professionnel médical dans le cadre du contrôle de l'obligation vaccinale contre la Covid-19.

C'est ce qui semble ressortir d'une récente décision rendue, le **3 mai 2023**, par le Conseil de Prud'hommes de Nancy[37]. Cette décision :

« **DIT** que la suspension du contrat de travail et l'interruption du versement de la rémunération de Madame (...) au regard de la loi française du 05/08/2021 relative à la gestion de la crise sanitaire sont **illicites au titre de la violation du secret médical, de la violation des droits internationaux** et à titre principal **de la violation de son droit au libre consentement éclairé.** »

---

[37] Jugement du Conseil de Prud'hommes de Nancy (Référence : RG F 22/00111) du 3 mai 2023.

C'est une décision qui rappelle les deux piliers de la relation de confiance entre une personne et son médecin : le consentement libre et éclairé d'une part ; et le secret professionnel médical d'autre part.

Cette décision constate que ces deux règles consacrées par le corpus juridique français ont été violées par ladite *"loi"* du 5 août 2021.

Ce n'est pas le seul Conseil de Prud'hommes qui adopte une telle position.

Le **19 mai 2023**, le Conseil de Prud'hommes de Marmande rend son jugement[38]. Cette décision est rendue par notamment un « *Président Juge départiteur* ». Elle décide :

« ***ECARTE** l'application de l'article 12 de la Loi n°2021-1040 du 5 août 2021* instaurant une une obligation vaccinale, par suite de son incompatibilité avec les dispositions de l'article 8 de la Convention européenne de sauvegarde des droits de l'homme et des libertés fondamentales. »

---

[38] Jugement du Conseil de Prud'hommes de Marmande (Référence : RG F 22/00011) du 19 mai 2023.

Ce juge constate donc « *la non-conventionnalité de l'article 12 de la Loi du 5 août 2021* » : une loi qui heurte le droit européen.

Lors de la procédure disciplinaire qui a conduit à ma révocation, et dans le rapport établi par le rapporteur, il m'est reproché d'avoir critiqué les dispositions de cet article 12 notamment lors de mon audition publique du 24 mai 2022 qui a été diffusée en direct du Sénat :

« LES FAITS AYANT CONDUIT A LA MISE EN ŒUVRE D'UNE PROCEDURE DISCIPLINAIRE
(...)
Le Dr UMLIL a été auditionné le 24 mai 2022 par l'Office parlementaire des choix technologique et scientifiques (OPCTS) [Office parlementaire d'évaluation des choix scientifiques et technologiques (OPECST)] dans le cadre de l'établissement de leur rapport sur **Les effets indésirables des vaccins contre la Covid-19 et le système de pharmacovigilance français.** *Il déclarait à cette occasion :*
« Refuser de diffuser une information claire, loyale et appropriée, c'est prendre le risque de vicier le consentement libre et éclairé, donc de porter atteinte à la dignité de la personne humaine.

Le nœud du problème, ce n'est pas le vaccin – Mme la rapporteure [Sénatrice, OPECST] l'a dit elle-même –, c'est l'information ; **c'est l'obligation d'être inclus dans un essai clinique de force**, *en vertu d'une « loi » qui n'a toujours pas été validée par le Conseil constitutionnel. Je pense à l'article 12 qui consacre l'obligation vaccinale pour différentes catégories, notamment des professionnels de santé et les pompiers. Je pense aussi à l'article 14, qui crée un régime de sanctions conduisant à « désactiver » socialement ces professionnels de manière extra-judiciaire, sans entretien préalable, au mépris de tous les droits de la défense. De telles dispositions nous ont projetés un siècle en arrière en matière de droit du travail. »*

Le **13 juin 2023**, le Conseil d'État rend une décision en faveur d'un confrère pharmacien d'officine[39]. La plus haute juridiction administrative vient annuler trois mesures prises par le ministre chargé de la santé, Monsieur Olivier VÉRAN dans son instruction du 28 octobre 2021.

---

[39] Conseil d'État, 5ème-6ème chambres réunies, 13 juin 2023, n°459447, Inédit au recueil Lebon.

Cette instruction[40] concerne le contrôle de l'obligation vaccinale contre la Covid-19 des professionnels de santé libéraux. Elle précise les « suites à donner <u>en cas de non-respect par un professionnel de santé de son obligation vaccinale</u> ». Elle « *a pour objet de présenter la procédure de sanction applicable aux professionnels de santé libéraux n'ayant pas respecté l'obligation vaccinale prévue par la loi n°2021-1040 du 5 août 2021* » (obligation vaccinale contre la Covid-19). Ce contrôle est confié aux agences régionales de santé (ARS).

Ce 13 juin 2023, le juge administratif constate que cette instruction « *est susceptible de produite des effets notables sur la situation de ces professionnels* ».

À trois reprises, et pour trois mesures, ce juge constate que « *le ministre chargé de la santé a jouté aux dispositions de l'article 14 de la loi du 5 août 2021* » une « *règle nouvelle* » ; et que le ministre « *a ainsi fixé une règle nouvelle entachée d'incompétence* » : aucune loi et aucun règlement n'avaient habilité le ministre à prendre de telles règles qui ne relèvent pas de sa compétence. Les trois mesures suivantes sont donc annulées :

---

[40] Instruction n°DGOS/RH2/2021/218) du 28 octobre 2021.

1. Annulation de la mesure de suspension du remboursement par l'assurance maladie des médicaments dispensés par un pharmacien n'ayant pas respecté l'obligation vaccinale contre la Covid-19 ;

2. Annulation de la mesure interdisant aux pharmaciens libéraux non vaccinés de se faire remplacer ;

3. Annulation de la mesure visant la fermeture, dans tous les cas, des pharmacies d'officine dont les pharmaciens titulaires sont suspendus en raison de leur méconnaissance de l'obligation vaccinale.

Le Conseil d'État vient ainsi répondre à la dénonciation infondée du Docteur Bruno POUJOL adressée à l'ordre des pharmaciens notamment et selon laquelle je serais *« le seul représentant de (...) [la] profession qui donne une caution « de pharmacien » au mouvement antivaccin contre la Covid 19 »*.

Mais pourquoi attendre si longtemps avant de constater de telles illégalités qui ont semé le trouble dans la vie de nombreuses personnes ? À quoi servent alors les procédures d'urgence, celles des référés, prévues auprès de la juridiction administrative notamment ?

Deux énigmes

XXI.

Je ne suis toujours pas décidé à révéler mes données médicales concernant notamment mon statut vaccinal contre la Covid-19. Elles relèvent du secret professionnel médical et de la vie privée.

L'un des vrais motifs inavoués de ma révocation serait-il donc mon prétendu statut vaccinal contre la Covid-19 qui a été révélé par les personnes citées précédemment ?

Ce motif a d'ailleurs été évoqué lors du conseil de discipline.

En outre, une autre question demeure.

En effet, d'une part, le Docteur Bruno POUJOL soutient : « *A ce jour, il [Docteur Amine UMLIL] n'est bien sûr pas vacciné, mais il a été réintégré après avoir été brièvement suspendu, car il nous a produit un passe sanitaire de rétablissement du covid valable 6 mois* ».

Mais d'autre part, le directeur du centre hospitalier de Cholet, Monsieur Pierre VOLLOT, <u>a levé</u>, et <u>de façon définitive</u>, ma suspension dans le cadre de cette obligation vaccinale contre la Covid-19 :

« *Vu l'avis de la médecine du travail en date du 27 octobre 2021, relatif à la situation vaccinale de Monsieur le Docteur Amine UMLIL et indiquant que celui-ci a pu répondre à son obligation vaccinale à compter du 27 octobre 2021* », le directeur « *décide de mettre fin à la suspension des fonctions de Monsieur le Docteur Amine UMLIL à compter du mercredi 27 octobre 2021* ».

Ce directeur ne m'a plus jamais suspendu après l'épuisement de la durée de validité de « *6 mois* » de mon prétendu « *passe sanitaire de rétablissement du covid valable 6 mois* ».

Ce directeur, Monsieur Pierre VOLLOT, aurait-il violé la loi du 5 août 2021 ?

La réponse à cette question relève d'un autre sujet.

.

© 2023, Amine UMLIL

Édition :
BoD - Books on Demand, info@bod.fr

Impression : BoD - Books on Demand,
In de Tarpen 42, Norderstedt
(Allemagne)
Impression à la demande

ISBN : 978-2-3224-8413-3
Dépôt légal : juin 2023

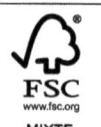